AF234227

DES INHUMATIONS PRÉCIPITÉES.

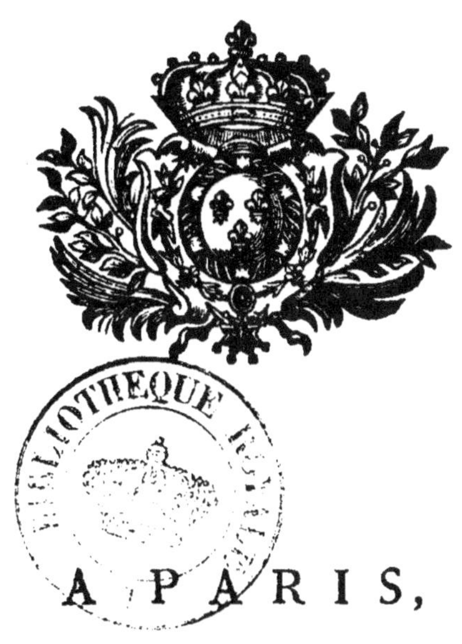

A PARIS,

DE L'IMPRIMERIE ROYALE.

M. DCC. XC.

AVERTISSEMENT.

C E Mémoire eſt le fruit d'obſer-
vations longues & attentives, faites
dans un Hôpital de malades, par
une perſonne qui l'a gouverné pendant dix ans, & qui, malgré tous
ſes efforts, n'a jamais pu obtenir
des Religieuſes les plus compatiſ-
ſantes pour les vivans, aſſez de ſoin
& de reſpect pour les morts. Si ce
travail, dans lequel des ſentimens
d'humanité ont fait ſurmonter toutes
les répugnances de l'imagination,
fixe l'attention publique, on le pré-

A ij

sentera avec plus de confiance à la nouvelle Municipalité, dans l'espérance qu'elle l'adoptera en tout ou en partie, après avoir examiné & déterminé les modifications dont il paroîtra susceptible.

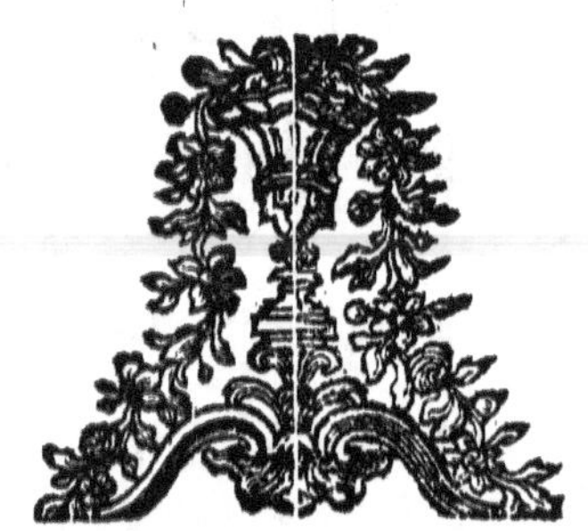

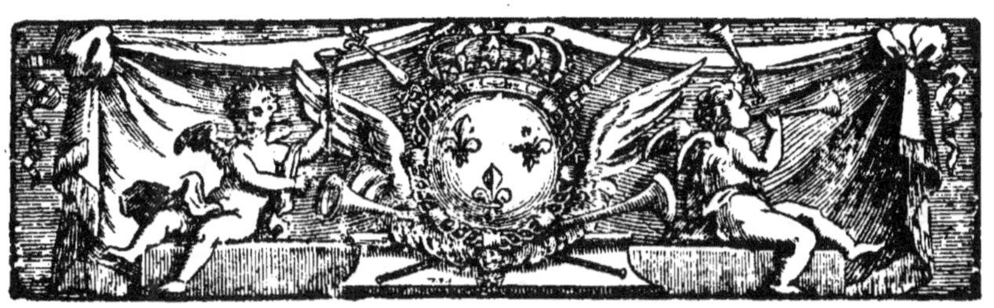

MÉMOIRE.

ON a beaucoup écrit fur les inhumations précipitées, mais aucune loi n'a réformé cet abus; cependant nos devoirs envers les morts, ne confiftent pas uniquement dans des marques extérieures de refpect & de douleur. Les feules loix naturelles exigeroient d'autres foins moins apparens, mais plus utiles, & nous ne pouvons les négliger fans nous rendre coupables. Les anciens, plus fcrupuleux & plus vertueux que nous à cet égard, gardoient les corps long-temps, & tentoient tous les moyens poffibles pour les rappeler à la vie. Les honneurs funèbres, qui ne paroiffoient deftinés qu'à confacrer la mémoire des grandes vertus, fervoient en même temps à prolonger

A iij

un dernier efpoir, & à fixer l'attention & les regards fur le corps privé de vie, afin de ne laiffer échapper aucun des fignes qui pouvoient faire préfumer que la mort n'étoit pas abfolue. Les Romains portoient les morts fur des lits découverts, & pourquoi ne pas les imiter? Ce fpectacle févère, en faifant naître des réflexions falutaires pour les vivans, a fauvé quelquefois des hommes qui, fans cette pré-caution, auroient été dévorés par les flammes, fupplice moins grand peut-être que celui d'être enterré tout vivant. Mais loin de fuivre l'exemple des nations éclairées, nous n'écou-tons pas même les leçons d'humanité qui nous ont été données par les peuples barbares. L'on connoît, dans les temps voifins de Clovis, des coutumes qui fuppofent des mœurs plus douces, & des précautions plus attentives que les nôtres. Nous croyons donc devoir faifir ce moment de régénération, pour pro-pofer un changement défirable dans tous les temps.

Les devoirs envers ceux qui ne peuvent rien pour eux-mêmes, & qui font abandonnés

aux effets d'une compaffion défintéreffée, ont
toujours été regardés comme les plus facrés
de tous, & les deux états de la vie où l'on
a le moins d'appui, l'enfance & la vieilleffe,
font fur-tout fous la fauvegarde de la loi. Elle
doit donc veiller avec plus de foin fur cet
inftant terrible, & non moins inévitable, où
l'homme dénué de tout, privé même de la
puiffance de l'ame fur le corps, & de la faculté
d'émouvoir la fenfibilité par quelque figne
vifible, lutte cependant encore avec la mort,
& conferve fouvent affez de connoiffance pour
être le témoin caché des apprêts de fon fup_
plice. Qui peut réfléchir fur cet état affreux,
& ne pas fe regarder comme le protecteur des
mourans, quels qu'ils puiffent être? D'ailleurs
les engagemens que la loi nous feroit prendre
envers les hommes même qui paroiffent ne
plus exifter, les fervices & le refpect qu'elle
exigeroit pour leur dépouille mortelle, nous
feroient fentir plus vivement encore la force
des liens qui nous uniffent aux vivans, & les
efforts que nous devons faire pour les fouf-
traire, autant qu'il dépend de nous, à l'empire

de la mort & de la douleur, Car il faut que les hommes apprennent enfin que rendre un homme à l'exiſtence, eſt la plus belle offrande qu'ils puiſſent préſenter à l'Etre ſuprême, & que le nom de Caïn eſt devenu une cruelle injure par le ſeul ſouvenir de cette parole barbare : *Suis-je la garde de mon frère !*

Nous tracerons quelques réflexions préli-minaires, avant de propoſer les articles d'une loi ſi importante.

Quand tous les ſignes de vie ſont diſparus, l'expérience prouve que la mort intérieure n'eſt pas encore terminée. La ceſſation du mouvement, l'impaſſibilité totale, ne ſont qu'une mort extérieure, & l'on eſt coupable d'homicide, ſi l'on enſevelit le corps avant d'être aſſuré que la mort intérieure & com-plette ſoit abſolument conſommée. Nos ter-ribles uſages ſemblent cependant propres à cauſer ou accélérer la mort intérieure. Le premier ſignal étant donné, on diroit que nous ne voulons pas en appeler, & que nous craignons même que le juge ne ſe laiſſe fléchir, & ne révoque fa fentence. Mais pour rendre nos idées plus fenfibles, préfentons les différens états par lefquels l'homme doit paffer avant de terminer entièrement fa carrière.

La mort commencée fe nomme *agonie.*

La mort apparente eft encore un état de vie caché & infenfible, qui fuccède à l'agonie, & il n'eft pas rare que l'on en revienne.

La mort entièrement achevée, eft l'état de cadavre; mais il eft un intervalle entre la mort apparente & qu'on croit certaine, & l'état de cadavre. Ce qu'on nomme la mort dans les premières heures, eft la vie réduite au moindre degré poffible; c'eft l'avant-dernier terme que doit parcourir la vie intérieure; c'eft enfin un état intermédiaire entre la mort commencée & la mort complette, & perfonne ne fait quelle fera la durée de cet état incertain. Il dépend des circonftances, & fi l'on pouvoit frapper les fens par le fpectacle des effets funeftes du défaut de foins dans ces inftans précieux, l'on frémiroit d'horreur ; car ceux même qui ne font par cette négligence, qu'abréger les dernières minutes d'une vie impoffible à conferver, font encore extrême-ment coupables. L'on ne peut trop le répéter, le premier des devoirs des hommes eft de prolonger la vie des hommes. L'affaffin ne fait fouvent que hâter la mort de quelques heures.

C'eft donc pour éviter cette barbare mé-prife qui confond la mort commencée avec la mort complette, que nous voudrions faire adopter un règlement populaire qui pût s'accorder avec les principes de la raifon & de l'humanité.

Nous allons faire connoître les motifs de ce règlement, & en développer les détails, avant de le tracer plus briévement.

Il eft effentiel de laiffer le mort dans fon lit, la tête médiocrement élevée, de ne le gêner par aucune ligature au cou ni ailleurs, de lui découvrir le vifage, & de ne fermer aucune ouverture naturelle. Les ufages con-traires achèvent néceffairement la mort com-mencée.

Après douze heures, le corps peut être

porté dans un autre lit, mais toujours en obſervant les mêmes précautions. Il faut le manier avec les ménagemens que l'on auroit pour un malade, & tenir le corps couvert & le viſage découvert, comme celui des perſonnes qui dorment.

Il conviendroit de faire conſtater par deux témoins qui ne ſeroient pas héritiers, l'inſtant où le malade ſeroit expiré, ainſi que le genre & la durée de la maladie, & l'atteſtation ſeroit portée ſans différer au Commiſſaire de police qui en tiendroit regiſtre. A cette atteſtation ſeroit jointe celle du Chirurgien en exercice, comme nous le dirons ci-après, & le témoignage de l'homme de l'art qui auroit ſoigné le malade, ſi ſa ſituation l'avoit mis à portée d'avoir un Médecin.

Il ſeroit bien important que le Commiſſaire de police ſe tranſportât dans les maiſons de ſon quartier qui renfermeroient des morts, pour s'aſſurer de l'exécution des articles précédens: il faudroit que l'entrée des chambres lui fût ouverte, & que ces viſites ſe fiſſent avec toute la réſerve & la décence convenable.

Il est essentiel de nommer un Chirurgien dans chaque paroisse, qui ait une instruction imprimée & composée par un habile homme, dans laquelle on trouve l'indication détaillée de tous les moyens qu'il faut employer pour s'assurer de la mort absolue ; & ce Chirurgien seroit obligé de faire lui-même les épreuves sur le mort en présence de quelques témoins, & d'en délivrer un certificat aux parens, pour lequel il seroit payé par le Gouvernement ou la Municipalité.

Comme la *viabilité* ou la possibilité du retour à la vie diminue en raison de la longueur de la maladie qui précède la mort, il suffiroit de mettre un intervalle de deux fois vingt-quatre heures entre la mort & la sépulture, lorsque la maladie auroit duré plusieurs mois, en supposant toujours qu'on feroit les épreuves ordinaires ; mais il faudroit laisser écouler soixante heures pour les maladies aiguës, & trois fois vingt-quatre heures quand la mort seroit survenue en moins de sept jours, & à plus forte raison quand elle auroit été subite ; il faudroit même porter l'attention la plus fcrupuleufe à un autre genre d'exception, à celle des maladies nerveufes, foporeufes, convulfives & même chroniques. Il n'y a point de terme connu alors pour garder les morts, tant que le vifage ne fe décompofe pas, & que le corps n'exhale aucune mauvaife odeur, & c'eft un devoir d'attendre ces funeftes fymptômes; car l'on connoît l'exemple d'une perfonne chérie qui a recouvré la vie après quinze jours de mort apparente, parce qu'on n'avoit pas voulu s'en féparer, tant qu'elle ne préfentoit rien de hideux à la vue, ni de dangereux par la corruption. Il faut encore obferver que dans ce cas, le malade doit avoir toujours le vifage expofé au grand air, quoique le corps foit couvert dans fon lit.

La feule difficulté qui fe préfente contre les précautions que nous venons d'indiquer pour la garde des morts, eft la répugnance qu'aura le peuple de rendre de longs foins, dont l'utilité ne frappe pas fes fens, & qui contrarient fes occupations habituelles. Pour faciliter donc l'exécution des nouveaux règlemens, il conviendroit de conftruire près des églifes paroiffiales, un bâtiment fuffifamment aéré , nommé *Loge d'attente*, qui ferviroit de lieu de dépôt pour ceux qui ne voudroient pas garder les morts plus de douze heures. Ces lieux confifteroient en un logement double , couvert & fermé ; la grandeur en feroit proportionnée à l'étendue de la paroiffe. Dans l'un feroient dépofés les hommes , & dans l'autre les femmes : il y auroit des lits dans chaque loge, une cheminée commune aux deux divifions ; le bâtiment feroit grillé, & avec un modique falaire , on y entretiendroit une garde. Là, le Chirurgien prépofé dans cette intention , employeroit la *concla-mation*, les *frictions* , *l'infufflation*, l'application d'un fer chaud , & enfin toutes les épreuves que l'art peut indiquer, & le Gouvernement accorderoit une récompenfe de 200 liv. à tout homme qui auroit rappelé un mort à la vie.

La précipitation avec laquelle on enfevelit les morts dans les Hôpitaux, l'ufage dangereux de les mettre promptement dans une chambre éloignée ; étendus , fans couverture, fur une

(15)

banquette, & le cou ferré avec l'extrémité
du linge qui les enveloppe; toutes ces
pratiques d'une funefte ignorance doivent
obliger auffi à prendre de nouvelles précautions, & à former de nouveaux règlemens. Il faudroit difpofer fans délai, dans
chaque maifon de charité, une falle uniquement deftinée à l'expofition des morts;
on la garniroit d'un nombre de lits fuffi-
fans. Cette falle feroit aérée & échauffée
pendant l'hiver, on l'ouvriroit au public ;
l'Adminiftrateur de garde feroit les fonctions
que nous avons attribuées aux Commiffaires
du quartier , & le Chirurgien de l'Hôpital
feroit chargé de tous les examens qui peuvent
conftater la mort abfolue.

La néceffité d'ouvrir quelques corps pour
les progrès de l'anatomie & de la médecine,
exige auffi la plus grande prudence. On ne
doit y procéder que vingt-quatre heures après
les fignes ordinaires de la mort , & après
toutes les épreuves connues, entre lefquelles
il ne faut pas négliger des frictions générales
faites avec un mélange tiède de vinaigre &

d'eau : une cuillerée d'efprit de fel ammoniac a produit quelquefois des effets furprenans. On doit infifter fur de pareils effais, & principalement pour les corps délicats & fenfibles ; l'on ne commencera jamais l'ouverture par les parties nobles, & il faut la faire avec de tels ménagemens, qu'au plus léger figne de vie, il fût poffible de s'arrêter, fans que le malade éprouvât aucune fuite fâcheufe de fa bleffure. On s'abftiendra de toute ouverture dans les loges d'attente.

A ces moyens d'éviter les inconvéniens des inhumations précipitées, nous croyons devoir joindre ici le projet des articles d'une loi qui pourra fervir de bafe à des règlemens plus étendus & mieux combinés.

ARTICLE PREMIER.

DANS l'inftant où l'on croira un malade expiré, on en fera le rapport au Commiffaire de police ; le rapport fera figné de deux témoins qui certifieront le genre & la durée de la maladie. Le Chirurgien du quartier, nommé dans ce but, fignera ce rapport après avoir fait lui-même toutes les épreuves qui peuvent donner les certitudes de la mort. Si le malade avoit eu un Médecin, sa signature seroit aussi exigée.

I I.

Le Commissaire de police inscrira sur un registre la déclaration ci-dessus mentionnée, & sera chargé de faire exécuter la loi rigoureusement & sans exception. Il veillera aussi sur toutes les personnes qui louent des hôtels garnis ou chambres particulières ; & si elles ont manqué à aucune de ces formalités envers leurs morts, elles payeront une amende de 300 liv. au profit des pauvres de la paroisse.

I I I.

Les personnes qui ne voudront garder leurs morts que pendant douze heures, pourront (après avoir pris les précautions recommandées au commencement de ce Mémoire) les faire transporter dans les dépôts des paroisses, soit chapelles grillées, où ils resteront exposés pendant le terme fixé par le règlement.

I V.

Il ne fera jamais permis d'enfevelir un mort qu'après quarante-huit heures pour les maladies ordinaires qui auront été de longue durée , foixante heures pour les maladies aiguës, & trois fois vingt-quatre heures quand la mort fera furvenue en moins de fept jours ; mais ce temps doit être fort prolongé, fi la maladie étoit du genre de celles que l'on nomme foporeufes ou convulfives. Il ne doit être permis alors d'enfevelir qu'à l'inftant de la décompofition des traits , & lorfque la corruption fe manifeftera d'une manière dangereufe pour les vivans.

V.

Les morts feront conduits à leurs paroiffes dans des bières larges, ouvertes ; ils feront revêtus décemment de linge ou d'habits, la face découverte, &c.

V I.

Les perfonnes défigurées par quelque caufe que ce foit , auront la face couverte d'un voile de gaze.

(19)

V I I.

LES perfonnes mortes de la petite vérole
ou de maladies contagieufes, feront portées
à la fépulture dans des cercueils fermés, mais
non cloués, coutume barbare qu'on doit
abolir abfolument : & il faudra même, pour
fe fervir d'un cercueil couvert, obtenir une
permiffion par écri., qui fera donnée fans
frais. Les corps qui feroient dans un état
de corruption dangereux pour les vivans,
feront fimplement expofés en un lieu différent
des dépôts ouverts, ou chez les parens du
mort, ou dans quelque bâtiment éloigné,
difpofé exprès dans chaque paroiffe; & c'eft
d'après un certificat des Officiers de police &
de fanté, qu'ils feront enterrés plus ou moins
promptement.

V I I I.

IL fera jeté du vinaigre fur le corps & dans
les bières de tous ceux qui feront conduits
aux dépôts de leurs paroiffes : on pourra

couvrir les bières de rameaux frais , d'herbes aromatiques , &c.

I X.

Tous les Hôpitaux fe conformeront au préfent règlement. Il leur fera expreffément défendu de coudre les morts dans des facs , quoique la mort apparente foit manifeftée , & ils expoferont leurs morts , fans aucune ligature , dans des falles difpofées pour cela, ainfi que nous venons de le dire.

X.

Les corps morts qui feront livrés aux Chirurgiens pour les progrès de l'anatomie , ne feront ouverts , même fur la demande des parens , qu'après vingt-quatre heures , & avec les précautions néceffaires pour prévenir le danger des premières bleffures, & après avoir tenté les moyens de les rappeler à la vie , indiqués fommairement dans ce Mémoire.

X I.

Il fera pourvu par un règlement particulier, à l'ouverture des femmes enceintes , ou foupçonnées de l'être.

X I I.

Il sera nommé par une ou plusieurs paroisses, un Chirurgien expert, ayant un brevet d'Inspecteur funéraire, dont les fonctions consisteront à visiter toutes les personnes mortes dans le district qui leur est confié, à faire les épreuves pour s'assurer de la mort absolue, & à viser les certificats qui constatent le genre de mort & la durée de la maladie, & qui doivent être fournis par les deux témoins. On observera que ces deux témoins ne soient pas héritiers.

Le Chirurgien délivrera un ordre pour fixer l'intervalle qui doit s'écouler entre l'exposition dans les chapelles grillées & l'enterrement. Nulle personne ne sera ouverte, sans qu'il ait fait les épreuves d'usage pour la rappeler à la vie ; aucune femme enceinte ne sera ouverte que par lui ou en sa présence.

Il recevra des honoraires pour cet objet, soit du Gouvernement, soit de la Municipalité, & la moindre négligence connue suffira pour le priver de cette place, sans qu'il soit

jamais permis de la lui rendre. Ces honoraires lui feront attribués feulement pour le
fervice des pauvres, mais il lui fera fixé des
appointemens pour les perfonnes aifées, afin
que la penfion qu'il tiendra du Gouvernement,
puiffe être modique.

X I I I.

IL fera pourvu dans les campagnes, à
l'exécution du préfent règlement ; & l'on
fera parvenir à chaque Municipalité une
inftruction écrite fimplement & à la portée
des gens les moins éclairés.

F I N.